Come Migliorare la Propria Autostima

G C

Prefazione:

In un mondo in cui siamo costantemente bombardati da aspettative, giudizi e standard irrealistici, la sfida di coltivare un'autostima sana e positiva diventa sempre più rilevante. L'autostima non è solo una questione di vanità o narcisismo; è un elemento cruciale per il nostro benessere emotivo, mentale e persino fisico. Tuttavia, migliorare la propria autostima richiede un impegno consapevole e un approccio olistico.

Questa prefazione introduce l'importanza di esplorare il tema dell'autostima e fornisce un'anteprima delle tappe chiave che saranno affrontate nella guida successiva. Affronteremo in profondità le radici dell'autostima, esaminando le influenze che possono aver plasmato la nostra visione di noi stessi. Esploreremo le sfide comuni associate a un'autostima bassa e presenteremo strategie pratiche per sviluppare una visione più positiva di sé e costruire una base solida per l'autostima.

Tuttavia, vale la pena ricordare che migliorare l'autostima è un processo individuale e unico. Ogni persona ha una storia unica, esperienze personali e una prospettiva unica sulla propria autostima. Pertanto, questa guida offre una varietà di approcci e consigli, con l'intento di offrire strumenti che possano essere adattati alle esigenze e ai contesti individuali.

La strada verso una migliore autostima può essere sfidante, ma è anche un viaggio gratificante che apre la porta a nuove opportunità e trasformazioni personali. Quindi, invito il lettore a immergersi in queste pagine con mente aperta e cuore compassionevole, pronto a esplorare, imparare e crescere. Che questa guida possa servire come compagno nell'esplorazione di un'autostima più sana e nella scoperta del potenziale straordinario che risiede all'interno di ciascuno di noi.

Introduzione: Coltivare un'autostima sana e positiva

L'autostima, spesso definita come la valutazione che abbiamo di noi stessi, gioca un ruolo fondamentale nel plasmare la nostra percezione di sé, le interazioni con gli altri e il nostro benessere generale. Un'adeguata autostima è il fondamento su cui costruire relazioni significative, raggiungere obiettivi personali e affrontare le sfide quotidiane con fiducia e resilienza. Tuttavia, molte persone sperimentano alti e bassi nell'autostima, influenzati da esperienze passate, influenze esterne e il dialogo interno.

Questo indice mira a fornire una guida completa su come migliorare la propria autostima. Esploreremo le radici dell'autostima, analizzando segni di autostima bassa e i fattori che possono influenzarla. Attraverso strategie pratiche e consigli, impareremo come sviluppare una migliore consapevolezza di sé, trasformare il dialogo interno negativo e coltivare un'autostima più solida e positiva. Riconoscere i progressi, gestire le critiche e cercare supporto quando necessario saranno ulteriori temi chiave affrontati in questo percorso verso il miglioramento dell'autostima.

Ricordiamo che l'autostima è un viaggio in continua evoluzione e che investire tempo ed energia nel proprio sviluppo personale è un atto di gentilezza verso se stessi. Affrontiamo quindi questo viaggio con mente aperta, pronti a scoprire e abbracciare le potenzialità che giacciono all'interno di ciascuno di noi

Comprendere l'autostima

1.1 Definizione di autostima
1.2 Importanza dell'autostima nella vita quotidiana

1.1 Definizione di autostima

L'autostima è il giudizio che una persona ha di se stessa, riflettendo il valore intrinseco che attribuisce alla propria identità, capacità, competenze e caratteristiche. Si tratta di un concetto multidimensionale che va oltre l'aspetto superficiale e coinvolge il modo in cui percepiamo la nostra autenticità, la nostra dignità e la nostra capacità di affrontare le sfide della vita. L'autostima non si basa esclusivamente su risultati oggettivi, ma è strettamente legata alle nostre percezioni, emozioni e pensieri individuali.

1.2 Importanza dell'autostima nella vita quotidiana

L'autostima svolge un ruolo fondamentale nella vita quotidiana di ciascuno di noi. Essa influisce sulla nostra capacità di affrontare le sfide, di creare relazioni significative e di perseguire i nostri obiettivi con determinazione. Ecco alcuni modi in cui l'autostima influenza la nostra vita:

- **Fiducia e Resilienza:** Un'autostima positiva ci dà la fiducia per affrontare le sfide e le avversità con maggiore resilienza. Ci permette di credere nelle nostre capacità e di reagire in modo più costruttivo alle difficoltà.

- **Relazioni Interpersonali:** Un'adeguata autostima favorisce relazioni interpersonali più sane. Quando ci amiamo e ci rispettiamo, siamo in grado di stabilire connessioni più autentiche e di mettere in piedi rapporti basati sulla fiducia reciproca.

- **Realizzazione Personale:** Un'autostima solida ci spinge a perseguire obiettivi personali e professionali. Ci permette di sfidare le nostre limitazioni autoimposte e di lavorare verso il raggiungimento del nostro potenziale.

- **Gestione dello Stress:** Un'autostima positiva ci rende più in grado di gestire lo stress e l'ansia. Ci consente di affrontare criticamente le situazioni e le valutazioni negative, riducendo l'impatto negativo sul nostro benessere emotivo.

- **Prendersi Cura di Sé:** Un'autostima sana ci spinge a trattarci con gentilezza e rispetto. Ci stimola a prendersi cura del nostro corpo, della nostra mente e delle nostre emozioni, favorendo uno stile di vita equilibrato.

In sintesi, l'autostima è il fondamento su cui poggiano molte delle sfaccettature della nostra vita. Comprendere l'importanza di coltivare un'autostima positiva può essere il primo passo verso un viaggio di crescita personale e di trasformazione.

Riconoscere i Segni di Autostima Bassa

2.1 Auto-critica e auto-svalutazione
2.2 Paura di fallire o di essere giudicati
2.3 Difficoltà a prendere decisioni
2.4 Dipendenza dall'approvazione degli altri

2.1 Auto-critica e auto-svalutazione

La presenza costante di auto-critica e auto-svalutazione è un segno comune di autostima bassa. Le persone con bassa autostima tendono a focalizzarsi sui propri difetti e a ignorare i propri successi. Sono inclini a giudicarsi severamente e a sentirsi inadeguate anche di fronte a realizzazioni significative.

2.2 Paura di fallire o di essere giudicati

Un'altra indicazione di autostima bassa è la paura intensa di fallire o di essere giudicati dagli altri. Le persone con bassa autostima spesso evitano sfide o nuove opportunità per paura di non essere all'altezza delle aspettative, temendo critiche o disapprovazione da parte degli altri.

2.3 Difficoltà a prendere decisioni

L'incapacità di prendere decisioni, anche su questioni relativamente semplici, può essere correlata a un'autostima bassa. Le persone che non confidano in se stesse tendono a dubitare delle loro capacità di fare scelte sagge e possono diventare indecise, cercando costantemente l'approvazione o la guida degli altri.

2.4 Dipendenza dall'approvazione degli altri

La costante necessità di cercare l'approvazione degli altri è un segno distintivo di autostima bassa. Le persone con questo problema tendono a basare la propria autostima sul feedback positivo degli altri e possono sentirsi insicure se non ottengono costantemente conferme esterne.

Riconoscere questi segni è il primo passo per affrontare e migliorare l'autostima bassa. Questi comportamenti e pensieri possono influenzare notevolmente la qualità della vita e ostacolare il raggiungimento del pieno potenziale personale. Con una maggiore consapevolezza di questi segni, è possibile intraprendere un percorso di auto-guarigione e di crescita personale.

Identificare le Cause dell'Autostima Bassa

3.1 Esperienze passate
3.2 Influenze esterne (media, persone vicine)
3.3 Autocritica e standard irrealistici

3.1 Esperienze passate

Le esperienze passate svolgono un ruolo significativo nello sviluppo dell'autostima. Eventi traumatici, fallimenti o relazioni difficili durante l'infanzia o l'adolescenza possono avere un impatto duraturo sull'autostima di una persona. Le critiche, le punizioni e l'abbandono possono contribuire a un'autopercezione negativa e influenzare il modo in cui una persona si vede.

3.2 Influenze esterne (media, persone vicine)

Le influenze esterne, come i messaggi dei media e le opinioni delle persone vicine, possono influenzare notevolmente l'autostima. I media spesso promuovono standard di bellezza irrealistici, portando le persone a confrontarsi con ideali inaccessibili. Le opinioni negative o il trattamento poco rispettoso da parte delle persone vicine possono minare la fiducia in se stessi.

3.3 Autocritica e standard irrealistici

Un atteggiamento critico e l'imposizione di standard irrealistici a se stessi sono fattori chiave nell'autostima bassa. Le persone che si mettono sotto pressione per raggiungere la perfezione o che si giudicano severamente per ogni errore tendono a sviluppare una visione negativa di se stesse. L'autocritica costante può diventare un ciclo dannoso che mina gradualmente l'autostima.

Identificare le cause dell'autostima bassa è un passo importante per iniziare il processo di guarigione e crescita. Comprendere da dove provengono queste influenze può aiutare a lavorare su aspetti specifici che hanno contribuito all'autostima bassa e sviluppare strategie per affrontarli in modo costruttivo.

Sviluppare l'Autocoscienza

4.1 Pratica della mindfulness
4.2 Tenere un diario delle emozioni e dei pensieri
4.3 Esplorare le proprie forze e debolezze

4.1 Pratica della mindfulness

La pratica della mindfulness è un potente strumento per sviluppare l'autocoscienza. Consiste nell'essere consapevoli del momento presente senza giudizio. La mindfulness aiuta a notare i propri pensieri, emozioni e sensazioni senza lasciarsi trascinare da essi. Questa pratica permette di sviluppare una maggiore comprensione di se stessi e dei modi in cui si reagisce alle diverse situazioni.

4.2 Tenere un diario delle emozioni e dei pensieri

Mantenere un diario delle emozioni e dei pensieri può essere un modo efficace per esplorare l'autocoscienza. Scrivere regolarmente su come ci si sente, cosa si pensa e come si reagisce alle situazioni può rivelare schemi e tendenze. Questo processo di auto-riflessione consente di individuare aree in cui l'autostima potrebbe essere influenzata e di lavorare su cambiamenti positivi.

4.3 Esplorare le proprie forze e debolezze

Un passo cruciale per sviluppare l'autocoscienza è esplorare le proprie forze e debolezze in modo onesto. Prendere atto dei propri talenti, abilità e passioni può rafforzare l'autostima, mentre riconoscere le aree in cui si ha bisogno di crescita permette di sviluppare un piano per il miglioramento personale. Accettare sia le parti positive che quelle che richiedono lavoro è fondamentale per sviluppare una visione equilibrata di sé.

Sviluppare l'autocoscienza richiede impegno e pazienza, ma è un passo cruciale verso il miglioramento dell'autostima. Più siamo consapevoli dei nostri pensieri, emozioni, forze e debolezze, più siamo in grado di lavorare su noi stessi in modo efficace e costruttivo.

Cambiare il Dialogo Interno

5.1 Sostituire pensieri negativi con affermazioni positive
5.2 Essere gentili con sé stessi
5.3 Combattere l'autocritica e il perfezionismo

5.1 Sostituire pensieri negativi con affermazioni positive

Un passo chiave per migliorare l'autostima è rimpiazzare i pensieri negativi con affermazioni positive. Sfida i pensieri autodistruttivi e autocriminali con dichiarazioni che riflettono la tua autenticità e le tue qualità. Ad esempio, invece di dire "Non sono abbastanza bravo", sostituiscilo con "Sto imparando e crescendo ogni giorno".

5.2 Essere gentili con sé stessi

Coltivare gentilezza verso se stessi è essenziale per cambiare il dialogo interno. Tratta te stesso con la stessa compassione che riserveresti a un amico. Accetta che nessuno è perfetto e che tutti commettono errori. Essere gentili con se stessi crea un ambiente mentale più positivo e nutriente.

5.3 Combattere l'autocritica e il perfezionismo

L'autocritica e il perfezionismo possono minare l'autostima. Riconosci che nessuno è immune agli errori e alle imperfezioni. Pratica il perdono verso te stesso e guarda gli errori come opportunità di crescita. Scegli di concentrarti sul progresso e sui successi invece che puntare alla perfezione.

Cambiare il dialogo interno richiede pratica costante, ma può avere un impatto significativo sull'autostima. Lavorare attivamente per trasformare i pensieri autodistruttivi in pensieri costruttivi e gentili è un passo importante verso la costruzione di un'autostima più sana e positiva.

Imparare a Gestire le Critiche

6.1 Accettare che nessuno è perfetto
6.2 Estrarre il valore costruttivo dalle critiche
6.3 Rispondere in modo assertivo alle critiche ingiuste

6.1 Accettare che nessuno è perfetto

Un passo fondamentale per gestire le critiche è accettare che nessuno è perfetto, compreso te stesso. Tutti commettono errori e hanno aree in cui possono migliorare. Riconoscere la propria umanità aiuta a ridurre l'effetto negativo delle critiche sulla tua autostima.

6.2 Estrarre il valore costruttivo dalle critiche

Le critiche possono contenere informazioni preziose per il tuo sviluppo personale. Cerca di separare il tuo io dall'azione critica e chiediti se c'è qualcosa di costruttivo da imparare. Invece di sentirsi attaccati, vedi le critiche come opportunità per crescere e migliorare.

6.3 Rispondere in modo assertivo alle critiche ingiuste

Quando affronti critiche ingiuste, impara a rispondere in modo assertivo invece di lasciare che abbiano un impatto negativo sulla tua autostima. Spiega la tua prospettiva in modo calmo e rispettoso, difendendo te stesso senza diventare aggressivo. Affermare i tuoi confini e le tue opinioni contribuirà a mantenere una buona autostima.

Gestire le critiche in modo sano richiede una combinazione di accettazione di sé, apertura al miglioramento e capacità di difendere se stessi in modo assertivo. Quando affronti le critiche con una mentalità equilibrata, puoi trasformarle in occasioni per crescere e rafforzare la tua autostima.

Stabilire Obiettivi Realistici

7.1 Definire obiettivi piccoli e raggiungibili
7.2 Celebrare i successi, anche quelli minori
7.3 Aumentare gradualmente la complessità degli obiettivi

7.1 Definire obiettivi piccoli e raggiungibili

Stabilire obiettivi piccoli e realistici è essenziale per costruire l'autostima e il senso di realizzazione. Scegli obiettivi che siano fattibili e suddivisibili in passi gestibili. Questi successi progressivi contribuiranno a costruire la fiducia nelle tue capacità.

7.2 Celebrare i successi, anche quelli minori

Non sottovalutare l'importanza di celebrare i successi, anche quelli apparentemente insignificanti. Ogni passo verso un obiettivo rappresenta un progresso che merita di essere riconosciuto. La celebrazione dei successi contribuisce a mantenere un atteggiamento positivo verso te stesso e il tuo percorso.

7.3 Aumentare gradualmente la complessità degli obiettivi

Una volta che hai raggiunto successi con obiettivi più piccoli, puoi iniziare ad aumentare gradualmente la complessità degli obiettivi. Questo ti sfiderà a crescere e ad allargare i tuoi orizzonti, costruendo una maggiore autostima basata su esperienze positive.

Stabilire obiettivi realistici è una strategia efficace per sviluppare la fiducia in se stessi e costruire un senso di realizzazione. Concentrandoti su traguardi raggiungibili, celebrando ogni progresso e gradualmente spingendoti oltre i tuoi limiti, puoi creare un percorso di successo che supporta la tua autostima.

Coltivare Relazioni Positive

8.1 Circondarsi di persone che sostengono e
    valorizzano
8.2 Evitare relazioni tossiche e manipolative
8.3 Comunicare apertamente le proprie esigenze

8.1 Circondarsi di persone che sostengono e valorizzano

Le relazioni con persone che ti sostengono e apprezzano sono preziose per l'autostima. Cerca amicizie e legami familiari che ti incoraggiano, ti ispirano e ti fanno sentire accettato per chi sei. Queste persone ti offriranno un ambiente in cui puoi crescere e prosperare.

8.2 Evitare relazioni tossiche e manipolative

Riconoscere e allontanarsi da relazioni tossiche o manipolative è essenziale per preservare e migliorare l'autostima. Le relazioni negative possono erodere la fiducia in se stessi e alimentare il dubbio su chi sei. Impara a riconoscere i segnali di relazioni dannose e metti il tuo benessere al primo posto.

8.3 Comunicare apertamente le proprie esigenze

Una comunicazione aperta è fondamentale per mantenere relazioni sane. Comunica in modo onesto e rispettoso le tue esigenze, i tuoi sentimenti e i tuoi confini. Questo contribuirà a costruire relazioni basate sulla comprensione reciproca e ti farà sentire ascoltato e rispettato.

Coltivare relazioni positive è cruciale per l'autostima e il benessere generale. Le persone con cui scegli di passare il tuo tempo possono influenzare profondamente la tua autostima, quindi cerca legami che ti nutrano, ti sostengano e ti aiutino a crescere come individuo.

Praticare l'Auto-Cura

9.1 Mantenere uno stile di vita sano (alimentazione, esercizio fisico)
9.2 Fare attività che portano gioia e soddisfazione
9.3 Prendersi del tempo per il relax e il riposo

9.1 Mantenere uno stile di vita sano (alimentazione, esercizio fisico)

Un'autocura efficace inizia con uno stile di vita sano. Mangiare in modo equilibrato e fare regolare esercizio fisico contribuiscono a migliorare l'energia, la salute mentale e l'autostima. Il movimento e la nutrizione adeguata possono aumentare la fiducia in se stessi e promuovere una maggiore consapevolezza del proprio corpo.

9.2 Fare attività che portano gioia e soddisfazione

Fare attività che ti portano gioia e soddisfazione è fondamentale per l'autocura. Dedica tempo alle passioni, agli hobby e alle attività che ti entusiasmano. Questo ti aiuterà a mantenere un senso di realizzazione personale e a nutrire la tua autostima attraverso esperienze positive.

9.3 Prendersi del tempo per il relax e il riposo

Il relax e il riposo sono parte integrante dell'autocura. Programma momenti di pausa per rilassarti, ricaricare le energie e ridurre lo stress. Il riposo adeguato supporta il benessere generale, contribuendo a una mente chiara e a un umore equilibrato, entrambi cruciali per l'autostima.

La pratica dell'auto-cura è essenziale per sostenere una buona autostima e un benessere globale. Prendersi cura del proprio corpo, della mente e delle emozioni crea un ambiente in cui l'autostima può fiorire, promuovendo una visione positiva e amorevole di sé stessi.

Riconoscere i Progressi

10.1 Tenere traccia dei cambiamenti positivi
10.2 Non focalizzarsi solo sugli errori passati
10.3 Dare valore ai miglioramenti personali

10.1 Tenere traccia dei cambiamenti positivi

Mantenere traccia dei cambiamenti positivi nella tua vita è un modo efficace per riconoscere i progressi e migliorare l'autostima. Tieni un registro dei traguardi raggiunti, delle sfide superate e delle esperienze positive. Questo ti aiuterà a visualizzare concretamente quanto sei cresciuto e quanto hai ottenuto.

10.2 Non focalizzarsi solo sugli errori passati

È naturale riflettere sugli errori passati, ma concentrarsi solo su di essi può danneggiare l'autostima. Bilancia l'analisi critica con un'attenzione equilibrata ai successi e alle esperienze positive. Riconosci che gli errori sono opportunità di apprendimento e crescita, non definizioni del tuo valore.

10.3 Dare valore ai miglioramenti personali

Ricorda che il percorso verso il miglioramento personale è costellato di piccoli passi in avanti. Dai valore a ogni miglioramento, anche se sembra insignificante. Riconoscere il valore dei tuoi sforzi e dei cambiamenti che stai apportando contribuirà a costruire una visione positiva di te stesso.

Riconoscere i progressi è un modo potente per migliorare l'autostima. Impara a guardare oltre gli errori passati, a celebrare i successi e a dare valore a ogni miglioramento personale. Questa prospettiva positiva aiuterà a costruire un'autostima solida e a sostenere il tuo continuo sviluppo personale.

Considerare il Supporto Professionale

11.1 Psicoterapia e consulenza psicologica
11.2 Gruppi di supporto e comunità

11.1 Psicoterapia e consulenza psicologica

Quando affronti sfide profonde legate all'autostima o ad altri aspetti emotivi, considerare l'aiuto di un professionista della salute mentale può fare la differenza. La psicoterapia e la consulenza psicologica offrono un ambiente sicuro per esplorare i tuoi pensieri, sentimenti e comportamenti, nonché per acquisire strumenti e strategie per migliorare l'autostima e affrontare le sfide.

11.2 Gruppi di supporto e comunità

Partecipare a gruppi di supporto o comunità che affrontano problemi simili può essere un'ottima risorsa. Questi gruppi offrono un senso di appartenenza, consentendo di condividere esperienze e apprendere da altre persone che stanno affrontando situazioni simili. Il sostegno sociale può essere fondamentale per il processo di miglioramento dell'autostima.

Considerare il supporto professionale è un passo coraggioso verso il miglioramento dell'autostima. Un professionista della salute mentale può fornire un supporto specializzato e personalizzato, mentre i gruppi di supporto e le comunità possono offrire connessioni significative con persone che capiscono le tue sfide. Ricorda che chiedere aiuto è un atto di forza e prendersi cura della propria salute mentale è fondamentale per il benessere generale.

Mantenere la Consapevolezza e la Pratica Costante

12.1 L'autostima è un processo in evoluzione
12.2 Continuare a lavorare su di sé nel tempo

12.1 L'autostima è un processo in evoluzione

È importante comprendere che l'autostima è un processo in evoluzione. Non è qualcosa che si raggiunge una volta per tutte, ma piuttosto una sfida continua che richiede consapevolezza e impegno costanti. Accetta che ci saranno alti e bassi lungo il percorso e che la crescita personale è un viaggio senza fine.

12.2 Continuare a lavorare su di sé nel tempo

La pratica costante è essenziale per mantenere e migliorare l'autostima nel tempo. Dedica tempo regolarmente a riflettere, a praticare l'autocura, a riconoscere i progressi e a sviluppare pensieri positivi. Mantenere l'attenzione su di te stesso e sul tuo benessere contribuirà a rafforzare l'autostima nel corso del tempo.

Ricorda che il lavoro su te stesso è un investimento prezioso e duraturo. Mantenere la consapevolezza, l'impegno e la pratica costante ti aiuterà a mantenere e coltivare un'autostima sana e positiva, contribuendo a una vita più appagante e autentica.

coltivare un'autostima sana e positiva, contribuendo a una vita più appagante e autentica.

Conclusione: L'Autostima come Fondamento del Benessere

13.1 L'autostima come chiave per relazioni e successo

13.2 Approcciare la vita con fiducia e resilienza

13.1 L'autostima come chiave per relazioni e successo

L'autostima gioca un ruolo fondamentale nel determinare il nostro benessere emotivo, relazionale e personale. Una sana autostima ci permette di stabilire relazioni più sane e autentiche, basate sulla fiducia reciproca e il rispetto. Inoltre, l'autostima influenza la nostra capacità di affrontare le sfide della vita con determinazione e di perseguire i nostri obiettivi con fiducia.

13.2 Approcciare la vita con fiducia e resilienza

Coltivare un'autostima positiva ci fornisce gli strumenti per affrontare le sfide della vita con fiducia e resilienza. Ci permette di imparare dagli errori anziché lasciarci abbattere da essi. Con un'autostima solida, siamo in grado di abbracciare le opportunità, superare le difficoltà e crescere come individui.

In definitiva, l'autostima non è solo una questione di vanità, ma piuttosto il fondamento su cui costruire una vita appagante e significativa. Attraverso l'auto-coscienza, il cambiamento del dialogo interno, l'impegno verso obiettivi realistici, la cura di sé e il supporto professionale quando necessario, possiamo coltivare un'autostima sana e positiva che ci accompagna lungo il nostro cammino di crescita personale. Ricorda che sei degno di amore, rispetto e successo, e investire nella tua autostima è un passo importante verso la realizzazione di tutto il tuo potenziale.

In questo viaggio di esplorazione e crescita dell'autostima, abbiamo scoperto che nutrire una visione positiva di se stessi è un impegno prezioso e duraturo. Ogni passo, ogni riflessione e ogni azione che intraprendiamo per migliorare la nostra autostima ci avvicina a una vita più autentica, soddisfacente e significativa.

Sia che tu stia iniziando il tuo percorso di miglioramento dell'autostima o che stia continuando a coltivarlo, ricorda che sei un individuo unico e prezioso, con il potenziale per crescere, imparare e cambiare. Ogni sforzo che fai per costruire una visione positiva di te stesso è un investimento nel tuo benessere complessivo.

Che tu affronti sfide o celebri successi lungo il percorso, sii gentile con te stesso. La strada potrebbe non essere sempre facile, ma ogni passo avanti è un passo verso un'autostima più forte e un cuore più luminoso.

Ricorda che sei degno di amarti, rispettarti e accogliere tutte le possibilità che la vita ha da offrire. Mantieni la fiducia in te stesso e nella tua capacità di crescere e cambiare. Che questa guida ti abbia ispirato e guidato verso una visione più amorevole e positiva di te stesso. Il tuo viaggio verso una migliore autostima è un atto di coraggio e autenticità che merita di essere celebrato.

www.ingramcontent.com/pod-product-compliance
Lightning Source LLC
Chambersburg PA
CBHW060907260726

48661CB00008B/3517